LETTRES

SUR LA

RAGE HUMAINE.

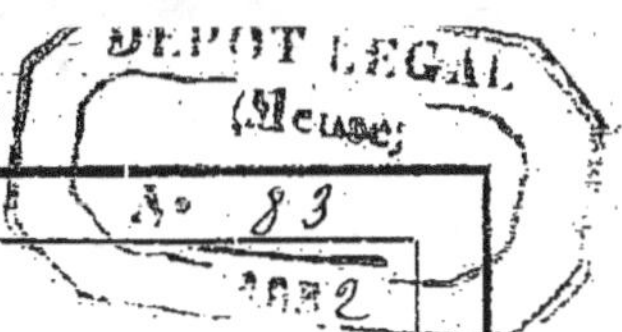

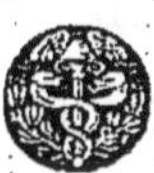

« Il faut enfin que *toute incertitude* cesse sur cette grave matière. »

(Le Professeur Dumas, Ministre de l'Agriculture et du Commerce, à l'Auteur, le 8 août 1850.)

BAR-LE-DUC.

A. LAGUERRE, LIBRAIRE, RUE ROUSSEAU, 36.

—

1852.

« ACADÉMIE NATIONALE DE MÉDECINE.

———

» Paris, le 8 septembre 1852.

» Le Secrétaire perpétuel de l'Académie

» *A Monsieur le docteur* Bellenger
» *à Bar-le-Duc*.

» Monsieur,

» L'Académie a reçu l'ouvrage que vous avez bien voulu lui adresser, intitulé : LETTRES SUR LA RAGE HUMAINE (août 1852).

» J'ai l'honneur de vous offrir ses remerciements.

» Cet ouvrage a été déposé dans la Bibliothèque de l'Académie.

» Agréez, Monsieur, l'assurance de ma considération très distinguée.

» DUBOIS, d'Amiens. »

———

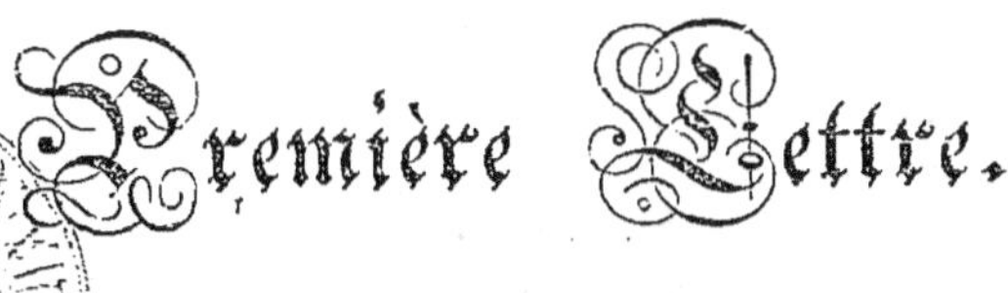

Première Lettre.

—•◦•—

NOUVELLES RECHERCHES

SUR LA

RAGE HUMAINE,

DEPUIS SON ORIGINE JUSQU'A L'ÉPOQUE ACTUELLE

(AOÛT 1852).

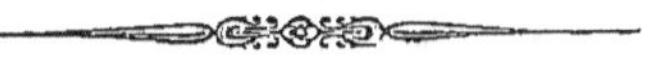

> L'intérêt de la Science exige que l'on consacre les Doc-
> trines contradictoires ; elles conduisent à de nouveaux
> Examens et à découvrir la Vérité.
> (Le Professeur BAUMES, de Montpellier.)

CONSIDÉRATIONS PRÉLIMINAIRES.

Laissant de côté l'*Hydrophobie* si connue de Thémison (1), le Fondateur du Méthodisme, j'arriverai bientôt aux Faits plus rapprochés de notre époque. L'affection du Médecin de Laodicée remonte à l'ORIGINE MÊME de la Rage humaine. — Citer un seul cas bien avéré de cette maladie, antérieur à Thémison ou à son ami, est chose parfaitement impossible. Celui qui se permet cette affirmation si positive, connaît fort bien les écrits des *sept cents* Lyssographes qui se sont succédé, depuis dix-huit siècles passés. Il fera voir, dans une autre Lettre, que les *Idées les plus terrifiantes* ont été propagées, au sujet du Mal rabien, par des Hommes d'une immense réputation, tels que Pline, le Naturaliste, — Arétée, le Cappadocien, — Dioscoride II, — Cælius-Aurelianus, — Lucien, le Philosophe, — Æschriou, de Pergame, — Galien, — Oribase, de Pergame, — Ætius, d'Amida, — Paul d'Égine,

— Rhazès ,— Avicenne,— Avenzoar,— Gariopontus,—Myrepsus, — Sérapion , — Actuarius,—Arnaud de Villeneuve,—Gentilis, — Pierre d'Abano, — Leonicenus, — Niccoli,—Niphus, — Oviedo, — Fracastor, — Scaliger, — Mattioli, — Fernel, —Lemnius,— Grevin,—Le Paulmier,—Bacci,—Ambroise Paré, etc., etc., etc. —Le Père de la Chirurgie française a traité assez longuement de la Rage humaine. Ce qu'il en a écrit est si curieux, si étonnant, pour ne pas dire plus, qu'on ne saurait le croire, sans l'avoir bien lu. Du reste, à l'imitation de ses prédécesseurs, il a compilé, compilé, presque tous les auteurs anciens, mais principalement Ætius, Galien, Dioscoride et Pline.

Après avoir parlé des *Venins* en général et en particulier, le grand Chirurgien de Laval indique, — « 1° La Cause pourquoy » les chiens deviennent plustôt enragez que les autres bestes; — » 2° les Signes pour cognoistre le chien estre enragé; — 3° les » Signes pour cognoistre un homme avoir été mordu d'un chien » enragé; — 4° les Accidens qui viennent à ceux ausquels le venin » du chien enragé est commencé d'estre imprimé aux parties » nobles, et les Signes que la rage est du tout confirmée aux » parties nobles; — 5° le Prognotisc; — 6° la Cure de la morsure » d'un chien enragé; — 7° le Régime de ceux qui ont esté mords » des chiens enragez; — 8° enfin, la Cure de ceux qui sont ja » tombez en Hydrophobie, et neantmoins se recoguoissent encores » en un miroir. »

ÉCHANTILLON : — 6° *Cure de la morsure d'un chien enragé.*

« ..... De ma part, je conseille de prendre promptement de l'vrine, et en frotter assez rudement la playe, et y laisser vn linge trempé dessus. Aussi la moustarde bien délayée en vrine ou vinaigre, est propre à cest effet. Pareillement tous remèdes âcres, poignans et fort attirans.

» *Autre.* Prenez roquette boullue et pilée avec beurre et sel, et l'appliquez sur la morsure.

» *Autre.* Prenez farine d'orobe, miel, sel et vinaigre, et ce soit tout chaud appliqué dessus.

» *Autre.* La fiente de chéure boullue en fort vinaigre, et appliquée.

» *Autre.* Prenez soulphre subtilement puluérisé et incorporé auec saliue d'homme, et l'appliquez dessus.

» *Autre.* Prenez poix noire fondue auec sel et vn peu d'euphorbe, et l'appliquez dessus.

» *Autre.* Le poil du chien enragé appliqué dessus la playe tout seul, a vertu d'attirer le venin par quelque similitude : ce qu'on a plusieurs fois expérimenté, ainsi que fait le scorpion estant escaché et mis sur la piqueure d'iceluy. Aucuns autheurs ont laissé par escrit, que ledit poil de chien, bruslé et puluérisé, et donné à boire auec du vin, preserue de la rage, etc., etc., etc..... (2). »

Comme ce Traitement préservatif était rassurant !

Ceux qui ont du temps à perdre, peuvent lire ces différents Chapitres, fourmillant d'inepties du même genre. Pour moi, je me contente ici de cette simple citation, afin d'entrer immédiatement en matière.

PREMIÈRE PARTIE.

En 1400, le célèbre Jurisconsulte, Balde de Ubaldis, disciple et rival de Barthole, meurt de la Rage, quatre mois après avoir embrassé un petit chien qui en était atteint. — — En 1570, Jérôme Cardan, savant Médecin italien, rapporte « l'observation du » noble vénitien, Brasca, qui prend la Rage et succombe à cette » maladie, pour avoir donné un baiser à son petit chien, avant » de le faire tuer. » — En 1584, Théodore Zwinger, Médecin renommé de Bâle, recueille « l'histoire d'un Enfant mort de la » Rage, à la suite de la morsure d'un chien qui n'était, ni ne » devint enragé. » — En 1593, l'Archiatre, Félix Plater, « voit tous les symptômes de l'Hydrophobie confirmée causer la mort à une femme, huit jours après avoir été laissée seule, le soir, dans un endroit obscur, près d'un ruisseau..... La *grande Frayeur* qu'elle en ressentit, occasionna sa fin malheureuse. » — — En 1604, paraît l'intéressante observation d'Abel Roscius, Médecin de Lausanne. — En 1623, le Médecin piémontais, Caranta, communique l'observation que voici : « Un chien enragé met en pièces le » manteau d'un cavalier. Celui-ci le donne à un Tailleur de » Milan, pour qu'il le raccommode. L'ouvrier porte les lambeaux » de ce vêtement à sa bouche, contracte la Rage et en meurt. » — En 1660, Gui Patin, le plus spirituel Médecin du xviie siècle, fait mention de deux exemples d'Hydrophobie spontanée, c'est-à-dire survenue sans morsure préalable. (Nous devons à Cavallaria — 1582 — quatre observations semblables, dont la lecture est très-attrayante.) — — Au commencement du xviiie siècle, le célèbre Chirac publie sa fameuse observation des deux Frères de Montpellier, laquelle existe dans la mémoire de tout le monde. — En 1725, J.-J. Manget, 1er Médecin de l'Électeur de Brandebourg, cite l'exemple d'un Prêtre qui fut attaqué de l’Hydrophobie, pour avoir été mordu par un simple fébricitant. — Onze ans après, en 1736, Teichmeyer, savant Professeur de Médecine à Iéna, fait imprimer le *Mémoire*, intitulé : « *De morsu canis* NON RABIDI *pernicioso; in-4°, Ienæ.* » — En 1761, Morgagni, le grand Anatomiste, se plaint, à bon droit, du peu d’instruction que l’on tire des observations si nombreuses, que la Science possède sur la Rage : « *Paucæ enim in tanto numero sunt, quas* » HISTORIA PRÆCEDAT SATIS ACCURATA (Epist. 8, 32). » Ce qui manque véritablement dans la plupart de nos Faits rabiens, même les meilleurs, ce sont surtout les *Circonstances commémoratives.* — En 1766, le docteur Tribolet fait paraître, à Bâle, l’Ouvrage suivant : « *De Hydrophobiâ sine morsu prævio, in-4°.* » — — Au début du XIXᵉ siècle, l’illustre Professeur Bosquillon, lit, au Collége de France, son fameux *Mémoire*, ayant pour titre : « *Mémoire sur les causes de l’Hydrophobie, vulgairement* » *connue sous le nom de Rage, et sur les Moyens d’anéantir cette* » *maladie.....* » Ce Mémoire fut ensuite présenté à la Société médicale d’Émulation. — En 1814 (un an seulement après l’Expérience sans seconde, faite le 19 juin 1813, à l’Hôtel-Dieu de Paris, avec la bave d’un hydrophobe, nommé SURLU), en 1814, un Médecin de grand mérite, Gastellier, fait insérer un Article remarquable dans le *Journal de Médecine, Chirurgie, Pharmacie,* etc., n° d’août. Voici les deux premières phrases de cet Article : « La Rage est une maladie affreuse; elle est *l’Opprobre* » *de la Médecine!* Sa *Cause* — (malgré l’Expérience du 19 juin » 1813), — sa *Nature,* son *Siége,* sont aussi obscurs que *son* » *Origine* qui se perd dans les ténèbres des siècles les plus » reculés. » (3).

En 1850, — en 1852, — comme en 1814, la Rage est encore l’Opprobre de la Médecine. — Il est donc du devoir des Hommes consciencieux, sincèrement philanthropes, de venir en aide aux Médecins qui s’efforcent d’élucider, avec une persévérance infatigable, et la Cause, et la Nature, et le Siége de cette étrange Affection..... — Le docteur Ant. Delondre dit, dans un Mémoire, publié en 1814 : « On a pareillement inoculé sans succès des animaux *avec* » *la salive* de personnes mortes de la Rage (page 31). » — Dans le *Journal général de Médecine,* n° de juillet 1815, voici ce qu’on lit : « Il est du devoir des Médecins d’avertir les Citoyens et les » Magistrats que les hommes enragés ne mordent jamais, que » *leur salive ne communique pas la Rage,* etc. » — Le docteur J. Simon, dans ses *Considérations médico-physiologiques* sur la Nature et le Traitement de la Rage, parues en 1819, parle en

ces termes, page 36 : « Tout porte à regarder *comme supposée,*
» *comme purement imaginaire, l'existence de ce qu'on nomme le*
» *virus rabien* ; » — et plus loin, page 38 : « ..... Au reste, nous
» l'avons démontré, *le venin de la Rage est une* CHIMÈRE..... » —
Les docteurs Rush, de Philadelphie, et Percival, chirurgien an-
glais, ont émis le même sentiment sur le poison rabifère. — On
remarque cette phrase, à la page 171 du livre du Professeur Trolliet, imprimé en 1820 : « On n'a pu inoculer la rage avec la
» salive des animaux herbivores, ni avec *celle de l'homme*. » — En
1821, le Professeur Gorcy écrivait : « Nous n'avons pas même de
» Faits *positifs* et *incontestables* qui prouvent qu'un homme,
» infecté par le virus rabieux, puisse transmettre sa maladie à un
» autre individu de son espèce, *par le moyen de morsures ou au-*
» *trement* (page 10 de sa Préface). » — En 1827, le docteur Girard,
de Lyon, livre à l'impression son curieux Mémoire, intitulé :
« Réflexions sur *la non-existence du virus rabique*, etc. ; 44 pages
» in-8°, Lyon. » Cet opuscule est des plus intéressants. Il doit
être lu et médité par les Médecins qui veulent faire des études
spéciales sur la Rage humaine. — La même année (1827), Marc,
1er Médecin de Louis-Philippe, « rapporte l'histoire d'un Enfant,
» *mort de la rage*, pour avoir été mordu par un chien dont *la*
» *santé ne cessa pas d'être bonne* (Archives générales de Médecine,
» n° de mars de cette année). » — Dans la Thèse du docteur
A. Lizet, présentée et soutenue à la Faculté de Paris, le 1er août
1827, vous pouvez lire à la page 11, ce très-étonnant passage :
« Le Professeur Dupuytren assure qu'il n'est jamais parvenu à
» communiquer la rage à des chiens, soit en leur faisant manger
» des morceaux de chairs d'individus morts d'hydrophobie, soit
» en inoculant *de la salive de ces mêmes individus* dans des plaies
» faites à des chiens, soit enfin en leur faisant manger du pain
» qu'il imbibait *de salive*, en le frottant contre les gencives d'un
» sujet en proie à cette cruelle affection. » — En 1829, le Professeur Flamant, de Strasbourg, soutient publiquement à deux de
ses collègues, Caillot et Lobstein, que « LE VIRUS DE LA
» RAGE EST UNE CHIMÈRE-MODÈLE, et qu'il ne se ferait
» pas cautériser, s'il était mordu par un chien enragé. » — Le
docteur Caillard, Médecin sédentaire de l'Hôtel-Dieu de Paris,
dit, en 1831 : « Je ne crois pas que la rage puisse se communi-
» quer *d'homme à homme*..... » (Il croyait bien moins encore, sans
doute, qu'elle pût se communiquer *de l'homme au chien*). — A la
même époque (1831), le nosologiste Boisseau s'exprime ainsi
dans sa Pyrétologie physiologique : « Pour moi, je crois *cette*

cause (le virus rabieux) *toujours supposée.* » — En 1832, dans le
Journal supplémentaire du Dictionnaire des Sciences médicales,
le Professeur Bégin déclare ce qui suit : « On ne doit jamais
» oublier que la doctrine d'une cause matérielle et contagieuse
» de l'hydrophobie *n'est qu'une* HYPOTHÈSE *dont rien ne démon-*
» *tre positivement la réalité ;* nous ne devons considérer ces asser-
» tions que comme des moyens de rapprochement, et pour expli-
» quer des faits qui, sans elles, seraient inexplicables. » — Le
docteur Hermann Strahl, en 1833, fait insérer l'observation suivante dans le Journal de Hufeland, n° de décembre : « Un Auber-
» giste meurt de la Rage la mieux caractérisée, cinq semaines après
» avoir été mordu par un chien, *parfaitement sain,* qu'il dressait
» pour la chasse. » — En 1835, le Professeur Velpeau « publie un
» cas de Rage, survenu à la suite de la morsure d'un chien *qui*
» *n'était pas enragé,* bien qu'on l'ait tué *comme tel.* » — En 1838,
l'Académie royale de Médecine de Paris, dans sa Séance extraordinaire du 3 février, proclame ce qui suit, à l'unanimité : « Et
» d'abord, chacun sait qu'il n'existe pas encore dans la Science,
» *un seul exemple bien authentique* de communication rabique *de*
» *l'homme à l'homme ;* — ensuite, rien ne prouve aujourd'hui que
» *la salive humaine ait un pouvoir contagieux* dans le cas de rage
» (phrase textuellement copiée dans le Bulletin de l'Académie de
» Médecine, du 28 février 1838, tom. 2ᵉ, page 438 et 439). » —
L'Académie royale des Sciences de Paris, dans sa Séance du
9 décembre 1839, entend la lecture d'une Lettre, qui lui est
adressée par un Médecin, s'occupant, depuis plusieurs années, de
Recherches sur cette bizarre Maladie. Voici les conclusions de
cette Lettre : « 1° Je suis tout prêt, dit l'Auteur, *à me faire ino-*
» *culer derechef,* autant de fois qu'on voudra, *le virus lyssique,*
» recueilli sur n'importe quel animal enragé ; — 2° après cette
» expérience, *je me ferai mordre par un chien enragé,* et n'oppo-
» serai à cette morsure ni *la Cautérisation,* ni *aucun Remède* pris
» à l'intérieur. »

Après la lecture de cette Lettre, qui fit quelque sensation dans
le sein de la docte Assemblée, — deux Académiciens se lèvent,
prétendant — « 1° que des *Expériences positives* ont mis hors de
» doute l'existence du virus rabien ; — 2° que ce virus peut s'ino-
» culer aussi facilement que le virus de la vaccine ; — 3° que
» des chiens sont devenus enragés par l'application de *la salive*
» *d'hommes* atteints de cette maladie. »

En tenant ce langage, ces deux Académiciens faisaient allusion
à *leur unique Expérience* du 19 juin 1813, pratiquée avec la salive

de l'hydrophobe Surlu, mentionné à la page 6, ligne 20..... Or, chacun doit savoir que les *Résultats de cette Expérience* furent niés avec chaleur, dans le temps, par les Professeurs Bosquillon et Flamant. En sorte qu'aujourd'hui, parmi les Médecins qui ont sérieusement étudié le mal rabien, il n'y en a pas un seul qui ose se vanter d'y ajouter foi. — L'Académie royale de Médecine a donc bien mérité de la Science et de l'Humanité, en adoptant, unanimement, dans sa séance du 3 février 1838, cette phrase si explicite, et mémorable à tout jamais : « Rien ne prouve aujour-» d'hui que *la salive humaine ait un pouvoir contagieux* dans le » cas de rage. » — (Page 8, ligne 21.)

En 1841, les Professeurs A. Bérard et Denonvilliers s'expriment ainsi, dans leur *Compendium de Chirurgie pratique*, à l'article *Rage*, tome Ier, page 459, 2e colonne : « *L'unique Fait rabique* de » MM. Magendie et Breschet ne peut renverser la conclusion à » tirer des *Observations si nombreuses qui lui sont opposées;* — et, » s'il ne se reproduit pas, malgré de *nouveaux essais*, » — (vrai-ment indispensables) — « il faudra conclure que celui des chiens » qui est devenu enragé (le 27 juillet 1813), *a été pris d'une rage* » *spontanée*, dont le développement a coïncidé avec l'inoculation » faite par MM. Breschet et Magendie. »

De 1841 à 1846, un grand nombre d'*Articles* et d'*Observations rabiques*, pleins d'intérêt et rédigés avec soin, ont été enregistrés dans les Annales de la Science.

En 1847, le *Siècle* du dimanche, 3 octobre (page 3, 1re colonne, avant-dernier paragraphe), raconte l'histoire de l'enfant *Allier* (Passage du Pont-Neuf, 22, à Paris), enlevé par la rage..... Le croira-t-on ? Ce pauvre Enfant, âgé de dix ans, a été cautérisé *douze jours* après une morsure assez légère, faite par un jeune chien dont la maladie n'avait été l'objet d'aucun examen sérieux. — Est-il rien de plus inepte que cette cautérisation, pratiquée au bout de DOUZE JOURS?....

En 1850, le journal *La Liberté*, de Lille, dans son n° du 27 juin, rapporte la fin malheureuse de J.-B. *Coquelle*, etc. (4).

DEUXIÈME PARTIE.

En 1829 et en 1836, j'ai été témoin oculaire de *deux cas de Rage humaine confirmée*. — Depuis cette dernière époque, les nombreux Lyssographes dont j'ai lu et médité les travaux, m'ont mis à même de formuler plusieurs *Propositions*, roulant sur la *Cause véritable*, la *Nature*, le *Siége*, les *Symptômes* et le *Traitement* de cette Affection, parvenue à sa troisième période. — L'espace dans lequel je suis obligé de me renfermer aujourd'hui, ne me permet pas de les relater toutes ici, ni de produire les preuves très-nombreuses, sur lesquelles elles sont solidement étayées. Je me bornerai donc à rapporter *les Cinq* suivantes :

PROPOSITION PREMIÈRE.

Tous les Lyssographes, anciens ou modernes, reconnaissent deux espèces de Rage humaine ; l'une dite *spontanée*, et l'autre dite *traumatique* ou *communiquée*. — Entre les symptômes de la Rage spontanée et ceux de la Rage traumatique ou communiquée, nulle différence : même terminaison prompte et funeste..... D'où je conclus que la Cause est la même dans les deux cas.

PROPOSITION DEUXIÈME.

Point de Rage spontanée sans TERREUR. — Si, dans un seul cas, la *Terreur suffit seule* au développement de cette affection, je ne vois pas la nécessité d'un virus rabiéique..... (Qui ne sait que cette Cause morale a suffi *seule*, dans mille circonstances?)

PROPOSITION TROISIÈME.

Une cause matérielle comme un *Virus*, — et une cause morale comme la *Terreur*, peuvent—elles engendrer des effets absolument identiques? évidemment non.

PROPOSITION QUATRIÈME.

Chez les Humains *prédisposés*, — c'est-à-dire chez les Sujets dont le *Tempérament*, quel qu'il soit, offre la prédominance de l'*Élément nerveux*, — la Terreur ne manque

jamais de donner lieu à la Rage dite spontanée..... Le prétendu *virus rabien* n'engendre pas toujours la rage dite
communiquée ; il s'en faut même de beaucoup, comme
l'attestent une masse de Faits, semblables à ceux que le
docteur Vaughan et tant d'autres Médecins nous ont trans-
mis. — Ce *virus* (chose vraiment étrange et qu'on ne saurait trop remarquer !!!), n'est également funeste qu'aux
Adultes nerveux, bilieux, mélancoliques, — aux *Jeunes gens*
et à *certains Enfants*, âgés de 5 à 15 ans ; les uns et les
autres, vifs et spirituels, crédules et timides, et, partant,
très-nerveux.

Or, ne sait-on pas, d'une manière indubitable, que ces
Adultes, ces Jeunes gens et ces Enfants, doués d'une
imagination très-vive, très-facilement exaltable, et, par
conséquent très-crédules, très-peureux, sont aussi les plus
susceptibles de subir la pernicieuse influence de la *Terreur* ?.... (Cette cause morale, dont l'omnipotence est incontestable, sans bornes, ne doit pas être confondue avec la
Peur, ou la *Frayeur,* comme l'ont fait quelques Médecins
renommés. Il s'en faut bien qu'elle soit leur synonyme. Elle
est, au contraire, le zénith, l'apogée des deux autres.)

PROPOSITION CINQUIÈME.

On n'a jamais vu, depuis 18 siècles passés, un *Idiot,* —
un *Crétin*, — un *Lymphatique* bien insouciant, bien lourd,
— un *Sanguin pur,* — un seul *Enfant à la mamelle,* ou
même *âgé de 2 à 3 ans*, périr de la Rage..... (Je défie tous
les Médecins du Monde d'en rapporter *un seul Exemple,
vraiment authentique*, convenablement détaillé.)

Donc, la *Terreur* est, chez les Humains *prédisposés,
l'unique et véritable Cause* de cette maladie, — « l'Opprobre etc. »

Exposons maintenant les *Faits*, qui mettront hors de
doute la vérité de la *quatrième Proposition*. — (Tous, ils
seront puisés dans le département où je réside, depuis 20
années.) — Qu'on les lise avec attention, et l'on se con-
vaincra que le *prétendu virus lyssique*, inoculé par la morsure d'animaux enragés, ou réputés tels, est seulement

funeste aux Sujets qui s'y trouvent désignés. — De plus, on verra que les *Exceptions*, signalées dans la *cinquième Proposition*, sont d'une réalité incontestable.

Premier Fait. — Le 27 janvier 1780, dans l'espace de quelques heures, seize Personnes, d'âge et de sexe différents, des communes du Plessis-Chamant, Villers-Saint-Frambourg et Senlis (Oise), furent mordues par un chien enragé, — ou présumé tel, — que l'on tua d'un coup de fusil, dans le faubourg de Villemétrie. — *Aucun de ces blessés ne fut cautérisé.* Tous, on les soumit au même traitement. — Eh bien ! devinez combien il en est mort de la rage ?.... Il en est mort TROIS. — Ces trois malheureux sont sans doute ceux qui avaient essuyé *les premières atteintes* de l'animal ? pas le moins du monde.

Les *trois Décédés* sont précisément ceux que les Médecins de l'époque, — chauds Partisans du poison rabifère, comme tant de Modernes, — ont reconnus doués d'un *Tempérament nervoso-bilieux*, ou *éminemment nerveux.* — Le 1ᵉʳ Blessé qui a succombé à la rage, c'est Catherine CHAMPION, de Villers-Saint-Frambourg, la sixième mordue. Cette femme, âgée de 55 ans, était d'un *Tempérament nervoso-bilieux* très − marqué ; naturellement affectée de la plus noire mélancolie, toujours elle avait de l'humeur. Décédée à l'Hôtel-Dieu de Senlis, le 28 février suivant. — Le 2ᵉ Blessé, enlevé par la rage, c'est Louis GRAVANT, de Senlis, le 12ᵉ mordu. Cet homme, âgé de 72 ans passés, était aussi d'un *Tempérament nervoso-bilieux* des plus tranchés ; il était petit, maigre, délicat, naturellement triste, inquiet et mélancolique..... Dès le premier moment de son accident, il se regarda comme un homme dévoué à la mort, et effraya, par ses lamentables propos, tous ses compagnons d'infortune, réunis à l'Hôtel-de-Ville..... Devenu plus malade, — le lendemain même de la mort de Catherine *Champion*, — il expira, chez lui, le 8 mars. — Le 3ᵉ Blessé, mort de la rage, c'est Gervais BRIQUET, de Senlis, le 9ᵉ mordu. Cet Enfant, qui n'avait que 12 ans, âge de la crédulité et de la peur, était petit, mais fort, musculeux, vif, gai, spirituel, et , par conséquent , d'un *Tempérament très-nerveux*. — Pendant 29 jours , il suit à l'hôpital de la Charité de cette ville, le traitement commun. Au bout de 47 jours, le 18 mars, il en sort, *se portant à merveille*. — Gervais *Briquet* reste en ville, chez ses parents, pendant cinq jours..... Que dut-il y apprendre ? 1° la mort de Catherine *Champion*, décédée, le 28 février, non pas à la Charité, mais à l'Hôtel-Dieu ; 2° la mort de Louis *Gravant*, décédé chez lui, le 8 mars..... Le 24 de ce même mois , ce pauvre *Enfant* retombe malade ; rentré à la Charité, le lendemain 25, — il est victimé par la rage la mieux caractérisée, le 3 avril suivant. — Cette fois, le cautère actuel, appliqué sur les cicatrices, le traitement commun qui avait eu les honneurs d'un succès apparent, plus les sudorifiques à l'intérieur, toute cette médication échoua, de la manière la plus complète. —

Aux treize autres Blessés, — dont le *Tempérament différait essentiellement* de celui de ces trois victimes, — qu'arriva-t-il ? rien du tout, pas même *aux cinq premiers* mordus. Aucun d'eux n'a été en butte au plus mince symptôme d'hydrophobie confirmée..... Une espèce d'*Idiote*, Jeanne Bosquillon, âgée de 48 ans, (mordue la 4°, aux deux mains), ne s'est pas même doutée qu'elle eût été blessée par une bête hydrophobe. — (Extrait fidèle de l'*Histoire du Traitement fait à Senlis*, etc., par cinq Médecins illustres, Poissonnier-Desperrières, Andry, Vicq d'Azyr, Lalouette fils et Thouret ; un vol. in-12 de 214 pages ; 1780, Paris.)

Ainsi, sur 16 Personnes, mordues par un animal enragé, ou présumé tel, *trois* seulement sont mortes de la Rage. C'est là un Fait constant et certifié par les Magistrats senlisiens de l'époque..... Eh bien ! à Senlis même , et dans toutes les communes environnantes, à trois, quatre lieues à la ronde et plus, — la *Rumeur publique*, qui se plaît à propager infatigablement les sottises humaines, vous soutient encore aujourd'hui mordicùs que *quatre des blessés* du 27 janvier 1780, *furent étouffés entre des matelas*, dans les deux hôpitaux de cette ville, la Charité et l'Hôtel-Dieu. —

Ces absurdes propos vous donneront la mesure de la pernicieuse influence de la *Terreur*, dans notre département. C'est pour cela, sans nul doute, que les Exemples rabiques y sont beaucoup plus communs malheureusement, que dans d'autres contrées.

Deuxième Fait. — En 1783, deux jeunes filles de Châalis (à deux lieues de Senlis), âgées de 13 à 14 ans, se rendaient à la fête d'Ermenonville. En chemin, aux approches de cet endroit, la plus jeune fut mordue, à la jambe, par un petit chien qui se jeta sur elle à l'improviste. La peau ne fut point entamée, mais le bas assez largement déchiré. *L'autre jeune Fille* demanda une aiguille et du fil dans une habitation voisine, afin de raccommoder le bas de son amie. L'ouvrage terminé, elle coupa le fil avec ses dents. — A son retour, l'obligeante Enfant raconta à sa mère ce qui s'était passé : « Malheureuse, s'écria celle-ci » effrayée, qu'as-tu fait? le chien était peut-être enragé!!! » A dater de ce moment, cette jeune Fille qui ne songeait à rien, devint triste et rêveuse. Bientôt, elle perdit le sommeil et l'appétit; enfin, six semaines après, — la *Terreur* étant parvenue à son apogée, — elle mourut, en moins de vingt-quatre heures, après avoir présenté tous les symptômes de la rage confirmée. — (Cælius-Aurelianus et le Médecin piémontais, Caranta, cité à la page 5, ligne 26, rapportent deux Faits analogues.)

Troisième Fait. — Vers la même époque, un chien enragé, ou présumé tel, mordit, aux environs de Senlis, un *Postillon* de la Chapelle-en-Serval (à deux lieues de Senlis). Cet homme *ne fut pas cautérisé*; sa morsure se guérit promptement, et *il continua* de se très-bien porter, pendant une année. — Au bout de ce temps, on lui fit comprendre, au cabaret, qu'il l'avait échappé belle, en lui racontant des histoires de rage, toutes plus effrayantes les unes que les autres. — Le pauvre Postillon rentra chez lui *épouvanté.* Huit jours durant, il fut triste, morose, abattu, cherchant la solitude, et refusant de voir ceux dont il faisait sa société habituelle..... Un mois après, il fut atteint de la rage la plus violente, et mourut dans la même journée. — (Assurément, cet homme n'était pas un *Lymphatique pur.*)

(Je tiens ces deux Faits de personnes dignes de foi, qui les ont entendu raconter, maintes fois, par un ancien médecin de Senlis, le docteur Genest.)

Quatrième Fait. — Pierre-Louis Lefèvre, ancien militaire, âgé de 29 ans, professeur de musique, se trouvait, en 1814, à Noyon (Oise), où demeurait sa famille. Le 30 août de cette année, à huit heures du soir, cet homme, doué d'un *Tempérament très-nerveux*, fut mordu *profondément*, à la lèvre supérieure, par un chien, enragé suivant les uns, et prétendu tel suivant les autres. Le lendemain, la plaie fut dilatée, lavée long-temps avec une dissolution de potasse, puis *cautérisée à fond* avec le beurre d'antimoine. Les frictions mercurielles, les boissons sudorifiques et antispamodiques furent dès-lors employées. — Malgré cette médication, préconisée par la majeure partie des Lyssographes, partisans du fluide rabieux, le blessé ne tarda pas à devenir taciturne et très-inquiet. Sa mine s'altéra, et on lui entendit dire souvent qu'il était un homme perdu..... Enfin, le 19 octobre suivant, le pauvre *Lefèvre* était en proie à tous les symptômes de la Rage confirmée. Sur les cinq heures du soir, il rompit les cordes qui le ligaturaient sur son lit, et s'échappa de sa maison, gardée par plusieurs Gendarmes. Ceux-ci le forcèrent alors à rentrer dans sa cour..... Là, ce malheureux, à genoux, les mains jointes, leur demandant grâce, les assurant qu'il n'était que malade et ne voulait faire de mal à personne, — ILS LE FUSILLÈRENT, par ordre du Juge de paix ! Comme il respirait encore, un de ses Concitoyens lui plongea une baïonnette dans la poitrine !!!..

Deux *Enfants en bas âge*, mordus par le même chien que *Lefèvre*, n'ont présenté aucun symptôme rabique.—(Un Noyonnais, ancien étudiant en médecine, m'a donné les premiers renseignements sur ce Fait. Depuis, j'ai reçu à ce sujet, une Lettre très-touchante d'un Médecin de la même ville, le docteur Richart, beau-père du docteur A. Donné. — La *Gazette de Santé* et le *Journal des Débats*, dans son nº du 12 novembre 1814, ont également parlé de ce lugubre événement.)

« Plusieurs personnes, dit le docteur Richart, à la page 9 d'une petite brochure qu'il publia à cette époque, furent vivement émues du spectacle affreux que leur indiscrète curiosité leur avait fait rechercher. Elles éprouvèrent de violents accidents nerveux; et le moindre souvenir leur donnait des frissonnements, *des étouffements*, et même *des strangulations*. — D'autres avaient dans le jour, leur pensée comme enchaînée à ce triste sujet, dont rien ne pouvait les distraire. Elles concevaient des craintes pour elles-mêmes sans le plus léger motif. La nuit, des visions effrayantes annonçaient le trouble de l'imagination de ces personnes » — (c'est-à-dire la *Tourmente cérébrale*), — « et les réveillaient dans une agitation extrême. »

Que serait-il donc arrivé à ces personnes, si *Lefèvre* les avait mordues, ou seulement salies de sa bave écumeuse? sans nul doute, elles auraient pu être *frappées de Terreur*. S'il en eût été ainsi, celles d'entre elles, douées d'un *Tempérament nerveux* ou *nervoso-bilieux*, auraient infailliblement succombé à la Rage.

Cinquième Fait. — Louis-Joseph MARÉCHAUX, dit ROGUET, charpentier, demeurant à Varesnes (Oise), près Noyon, était âgé de 30 ans. Cet homme, d'un *Tempérament nervoso-sanguin*, fut mordu très-légèrement, le 15 mai 1825, au doigt auriculaire de la main gauche, par le petit chien d'une maison où il travaillait, depuis plusieurs jours. Il fut blessé en s'amusant à tirer la queue de cet animal, qui, dit-on, disparut le lendemain, et dont on n'entendit plus parler dans la suite. — Les *Idées de rage* ne tardèrent pas à circuler dans le pays, sans doute à cause de la fin tragique de Lefèvre, en 1814. Dès-lors, *Maréchaux* fut excessivement tourmenté. Il négligea ses affaires, et l'on ne tarda pas à remarquer sur ses traits une altération notable. Il perdit le sommeil et l'appétit. Chaque jour, il répétait qu'il mourrait enragé... En effet, *dans la nuit* du 28 au 29 juin, après un sommeil des plus agités, le premier accès hydrophobique éclata. Depuis, il fut impossible au malade de goûter le moindre repos. — Quatre jours après, le 2 juillet, à quatre heures du matin, la mort vint mettre un terme aux épouvantables souffrances de l'infortuné *Maréchaux*. — (Communiqué par le Noyonnais précité, et par le docteur Boulongne, de la même ville.)

Sixième Fait. — Un ancien militaire, Louis-François MORAND, âgé de 36 ans, Garde des chasses du prince de Condé, habitait, en 1830, la commune de Thiers, canton de Senlis. Cet homme était grand, d'une constitution sèche, d'un *Tempérament nervoso-bilieux*, d'un caractère peu communicatif et sujet, depuis plusieurs années, à des palpitations. — Au commencement du mois de mars de cette année, *Morand* se trouvait dans la forêt d'Ermenonville (près de la Butte des Gendarmes), dressant, pour la chasse, un joli chien qu'il affectionnait beaucoup. Cet animal, fort vif et indocile, fut rudement corrigé. Il se défendit contre son maître, et lui fit une morsure légère à la jambe gauche. Le Garde, transporté de colère, le fusilla sur-le-champ. Un mois s'était à peine écoulé, que la tristesse et l'abattement de *Morand* n'échappèrent plus à personne. Vers la mi-mai, il dit, en grand secret, à une intime amie de sa femme, qu'il avait de sinistres pressentiments et que bientôt il aurait cessé d'exister. A dater de cette confidence, sa figure s'altéra chaque jour davantage ; ses nuits devinrent plus mauvaises, et son appétit diminua visiblement..... *Dans la soirée* du 26 juin, vers dix heures, le premier accès hydrophobique eut lieu. Les deux jours suivants se passèrent dans une agitation et des souffrances indicibles, malgré l'emploi des narcotiques à haute dose. Le 28, à six heures du soir, on fit au patient une saignée du bras, qu'il réclamait avec instance. Deux heures après, il expira. — (Recueilli sur les lieux mêmes..... *Morand* reçut les soins de mon prédécesseur, Fleury, et du docteur Voillemier, qui exerce toujours à Senlis.)

Septième Fait. — Le premier dimanche de Carême, 8 mars 1835, Marie-Delphine FERRET, de Villers-Saint-Frambourg (à une lieue et demie de Senlis), âgée de sept ans et demi, revenait de la boucherie, vers quatre heures de l'après-midi, accompagnée de plusieurs enfants de son âge, et tenant à la main un quarteron de graisse. Un chien inconnu, de taille moyenne, se précipita sur elle, s'empara de la graisse et se mit à la manger. *Marie-Delphine*, malgré sa peur excessive des chiens, voulut ressaisir ce qui lui avait été arraché ; c'est alors qu'elle fut mordue, à la partie antérieure de la jambe droite et à la joue du même côté, par cet animal. Celui-ci fut aussitôt chassé du pays ; il reçut même un coup de pied de la veuve Jeandin, sans chercher à la mordre. On l'eut bientôt perdu de vue et, dans la suite, on n'en entendit plus parler. Quelques instants auparavant, il avait passé tranquillement tout près de M. Corbie, Membre du Conseil municipal, qui ne remarqua en lui rien d'extraordinaire.

Trente et un jours après son accident, *Marie-Delphine*, douée d'une constitution *nerveuse*, d'une intelligence précoce, se portait très-bien ; ses plaies étaient en voie de bonne cicatrisation... Mais il va sans dire qu'à Villers, — comme partout, les habitants connaissent bien des histoires de rage, toutes fort peu rassurantes. On ne manqua pas d'en parler devant les compagnes de la petite *Ferret*, qui s'empressèrent de les lui raconter. — — Les seize *blessés* du 27 janvier 1780, dont il a été question dans le premier Fait (six étaient de Villers-Saint-Frambourg), les quatre que l'on assurait avoir été étouffés entre des matelas, dans les hôpitaux senlisiens, faisaient journellement le sujet de la conversation générale.... L'assassinat de *Lefèvre*, de Noyon, en

1814, — la triste fin de *Maréchaux*, de Varesnes, en 1825, — celle de *Morand*, de Thiers, en 1830, ne manquèrent pas de revenir en mémoire, avec toutes sortes de commentaires effrayants. —

Le surlendemain de tous ces récits malencontreux, le vendredi, 10 avril, *Delphine* retournait tranquillement à sa maison, lorsqu'au détour d'une rue, elle se trouva presqu'en face d'un chien très-sain, fuyant de toutes ses forces, devant des petits garçons qui le poursuivaient à outrance, et lui lançaient des pierres..... La pauvre *Enfant* fut saisie aussitôt d'une *Frayeur*, impossible à décrire; elle rentra chez elle, pâle, toute tremblante, et les traits complètement bouleversés. A dater de cette fatale rencontre, sa santé se dérangea notablement; sa raison s'altéra, chaque jour, davantage; ses nuits devinrent de plus en plus mauvaises, et les prodromes de l'hydrophobie ne tardèrent pas à se manifester. — Le 17 avril, vers les dix heures du matin, *Delphine* fut visitée par notre confrère, le docteur Roboüam, de Rully (Oise). Elle eut, en sa présence, plusieurs accès rabiques parfaitement caractérisés. Le 18, aggravation de tous les symptômes. Mort, le lendemain 19, à deux heures et demie du matin, six semaines après les morsures. — (Recueilli sur les lieux mêmes, et certifié véritable de tout point par le Conseil municipal de Villers-Saint-Frambourg).

C'est en 1835 que ce malheureux événement se passait, à une lieue et demie de Senlis. Il eut nécessairement, comme tout sinistre, un long retentissement dans nos contrées..... Eh bien ! l'année suivante, à cinquante-huit jours d'intervalle seulement, les communes de Fleurines et de Saint-Léonard, toutes deux de notre arrondissement, vont être le théâtre de deux événements à peu près semblables; — l'un d'eux aura même lieu, un an après environ, jour pour jour.

Huitième Fait. — Le premier dimanche de Carême, 21 février 1836, Virginie-Adèle Drouard, âgée de 21 ans, fille d'un charbonnier de la commune de Fleurines (à une lieue et demie de Senlis), fut mordue, à la jambe gauche, entre neuf et dix heures du soir, par un chien inconnu, auquel elle venait de donner un coup de pied. Les plaies, faites à travers le bas, étaient *profondes* et saignèrent abondamment. Le lendemain, lundi 22, vers sept heures de la matinée, un enfant de 13 ans, nommé Cadet *Martin,* fut mordu au poignet droit, par le même animal, en le tirant à lui de toutes ses forces, pour le faire sortir de la maison paternelle. Quelques instants auparavant, ce chien y avait mangé du pain, bu de l'eau et aboyé très-distinctement. — Dès que l'on eût connaissance de l'accident arrivé à l'enfant *Martin*, on s'assembla et on s'inquiéta; à neuf heures du matin, on tua l'animal inconnu, dans la persuasion qu'il était enragé. Le même jour, on se défit également d'un chat et de deux chiens qu'il avait mordus, ou seulement houspillés.

Les blessures de la jeune Fille, comme celles de l'Enfant, ne furent point cautérisées et se guérirent sans peine. *Celle-ci* refusa la cautérisation avec force, assurant qu'elle n'avait rien à craindre et que le chien n'était pas enragé, — puisqu'il avait mangé, bu et aboyé, en présence de la famille *Martin*.

Un mois ne s'était pas écoulé que Virginie-Adèle *Drouard*, douée d'une constitution *très-nerveuse*, était déjà méconnaissable; tant sa physionomie se trouvait altérée! En cela, rien que de très-naturel; car, jusqu'à l'apparition des prodromes rabiques, il n'y eut pas une heure de bon sommeil; toutes les nuits furent troublées par des visions affreuses.

Le mardi, 3 mai suivant, dans l'après-midi, soixante-douze jours après ses morsures, elle accusa, pour la première fois, des *étouffements*, de la *suffocation*..... Bientôt, il survint de violents accès de rage, précédés de hurlements épouvantables. — Le lendemain, à onze heures et un quart du matin, vingt ou vingt-deux heures après l'invasion de la maladie confirmée, Virginie-Adèle *Drouard* rendait le dernier soupir, ayant joui jusqu'à l'agonie de l'intégrité de ses Facultés intellectuelles.

Cadet *Martin*, d'un Tempérament *hémato-lymphatique*, d'un naturel gai et affectueux, fut nécessairement très-tourmenté de la mort d'Adèle..... Cependant, le mal rabien n'eut aucune prise sur son organisation. — (Recueilli sur les lieux mêmes, et certifié véritable de tout point par le Conseil municipal de Fleurines.)

Ce huitième Fait paraîtra curieux, à plus d'un titre, à tous les Médecins qui ont sérieusement étudié la Rage humaine. Voici ce qu'ils seront forcés de remarquer : 1° *des blessures profondes, faites à travers un bas, ayant beaucoup saigné*, ont amené une hydrophobie promptement mortelle; — 2° *une blessure légère*, — infiniment plus dangereuse que les autres, dit-on, — *faite à nu*, n'a déterminé aucun accident grave ; — 3° la morsure, reçue par le petit *Martin*, fut faite *dix heures après* celle d'Adèle *Drouard ;* si le chien eût été enragé, quand il mordit cette jeune fille, — il l'aurait été bien davantage, quand il blessa l'enfant, — puisque la maladie marche toujours *en crescendo*, jusqu'à la mort, infaillible terminaison. — D'où peuvent donc provenir des résultats si divers? de la *différence d'organisation*, et non d'aucune autre cause.

Neuvième Fait. — Le 15 mai 1836, madame la baronne d'YVENDORFF, âgée de 50 ans, demeurant à Saint-Léonard, près Senlis, est mordue à la main droite, par un petit épagneul qu'elle affectionnait fort, et qui était malade, depuis trois semaines. Le même jour, cette dame, *montée sur un âne et portant son chien sur ses genoux*, se rend à Chantilly (à une lieue de son domicile), afin d'y consulter M. Bergeron, artiste-vétérinaire. Ce monsieur, après avoir examiné l'animal avec le plus grand soin, reconnaît qu'il est atteint d'une espèce de *satyriasis*, dû à l'étranglement du gland par son enveloppe préputiale, et jure, sur l'honneur, *qu'il n'est pas enragé*. Il prouve son affirmation si positive, en lui faisant manger du sucre et boire du lait, en présence de sa maîtresse. Mordu lui-même au médian de la main gauche, en procédant à l'examen de la petite bête, il se contente de laisser saigner sa plaie dans de l'eau et de la bassiner légèrement avec de l'alcool camphré. — L'épagneul meurt, le lendemain 16, dans la matinée.

Quatre ou cinq jours après, Mme d'*Yvendorff*, douée d'un *Tempérament bilioso - nerveux* et d'une constitution éminemment irritable, est effrayée par les propos que tiennent ses domestiques, sur la maladie de son chien. Elle fait mander de suite le docteur Tavernier père, son médecin. Les deux plaies de la main sont rouvertes et cautérisées à fond, le 20 ou le 21 du même mois. — A dater de ce moment, l'effroi de la malheureuse baronne va toujours croissant. Chaque jour, elle répète qu'elle est perdue et qu'infailliblement elle mourra enragée..... En effet, le 1er juillet, 40 jours après la cautérisation, il survint de violents accès de rage. Le premier eut lieu, à deux heures du matin, et la mort, le même jour, à trois heures de l'après-midi. — Pendant toute la durée du mal, il ne s'est pas opéré le moindre changement dans les plaies de la main, qui étaient parfaitement cicatrisées. —

L'artiste vétérinaire *Bergeron*, d'un Tempérament *hémato-lym-phatique*, n'a jamais rien éprouvé qui ressemblât aux symptômes de l'hydrophobie même commençante. Un an après l'époque où cette observation fut rédigée, il continuait à jouir de la plus belle santé. — Deux autres personnes furent encore mordues par le même chien : M. F.-A. *Germann*, chef de bataillon au 2e de ligne, neveu de la baronne, et *Carton*, jardinier de cette dame. Au premier, il n'advint rien d'inquiétant (5) ; mais le second, *nerveux au plus haut point*, aurait très-probablement succombé à la rage, si je ne fusse parvenu à ramener le calme dans son esprit. — (Ce fait est le second cas de rage humaine que j'ai vu de mes propres yeux. Le Maire de la commune, M. Cardon, ami de la victime et témoin de ses atroces souffrances, s'est empressé d'attester qu'il avait été recueilli vrai de tout point. — On le trouve, en outre, mentionné dans le *Journal de l'Oise* du 13 juillet 1836, dans plusieurs journaux de Paris, et notamment dans le *National* du 16 du même mois. — La maison de Mme d'*Yvendorff* appartient à présent à l'un de nos confrères, le docteur Lucas-Championnière.)

Dixième Fait. — Le 7 mars 1843, vers sept heures du soir, Élisa MAHIEUX, âgée de 11 ans, demeurant à la Chaussée-de-Gou-vieux, près Chantilly, arrondissement de Senlis, fut mordue par un chien inconnu, présumé enragé. Cet animal ne tarda pas à être perdu de vue, et nul ne sait ce qu'il devint. — Les parents de l'enfant, effrayés, crurent sans peine aux bruits, si peu fondés, que la Rumeur publique s'empressa, comme toujours, de propager sur l'état sanitaire de ce chien. — Notre confrère Désormeaux, médecin à Chantilly, fut mandé. Le même jour, à neuf heures, deux heures au plus après l'accident, il lava d'abord les trois plaies soigneusement avec des alcalis ; ensuite, il *les cautérisa* exactement avec le beurre d'antimoine. Le surlendemain, il leva l'appareil ; et, après une *nouvelle cautérisation*, il introduisit, dans les solutions de continuité, de la pommade de Gondret, additionnée de poudre de cantharides. Ce pansement fut renouvelé, tous les deux jours, pendant une semaine, afin d'entretenir la suppuration et de l'activer, le plus possible. — Malgré ces pansements excitants, la cicatrisation des plaies se trouva complète, en moins de douze jours.

Pendant un mois environ, *Élisa*, d'un caractère tranquille et peu expansif, ne parut ni inquiète, ni affectée de l'accident qui lui était arrivé. Une chose cependant la contrariait tellement qu'elle ne put s'empêcher de s'en plaindre à sa mère. Elle couchait, depuis quelques jours, avec une jeune fille, sa cousine. Celle-ci lui faisait peur, tous les soirs, en lui rappelant sa catastrophe et la menaçant du chien enragé.

Le 10 avril, dans l'après-midi, la petite *Mahieux* retournait de Chantilly à Gouvieux. Entre les deux bois, elle fit rencontre d'une femme de Senlis, qui la connaissait très-bien et qui lui dit : « Tiens ! ma pauvre *Élisa*, (6) te voilà ; je te croyais morte ; » on nous avait assuré que tu avais été étouffée entre deux mate- » lats..... » — « Mais, il me semble, répondit l'*Enfant*, que l'on » n'étouffe pas ainsi les gens. — Ma pauvre petite, reprit la » femme, on étouffe les enragés ; on en a étouffé plusieurs à Sen- » lis, à ma connaissance ; — si tu deviens enragée, on t'étouf- » fera pareillement, sois en sûre. »

Le lendemain de cet effrayant collogue, *Élisa* fut horriblement tourmentée par ses petites camarades, qui s'amusaient beaucoup de ses frayeurs et l'appelaient sans cesse « *l'Enragée !* »

L'une d'elles eut même la funeste pensée de la faire poursuivre par le chien de la manufacture où elle travaillait habituellement. — Il n'en fallut pas davantage pour porter la *Terreur* à son apogée. En moins de vingt-quatre heures, les traits de la petite blessée furent bouleversés de manière à la rendre presque méconnaissable..... Le 12, apparition non douteuse des prodromes de l'hydrophobie. Les jours suivants, aggravation des symptômes rabiques, malgré l'emploi des émissions sanguines abondantes, et de quatre larges vésicatoires que l'on saupoudra, plusieurs fois, avec quatre décigrammes d'acétate de morphine. — La mort eut lieu, le 17 avril, à deux heures du matin. — (Recueilli sur les lieux mêmes, et rédigé d'après les renseignements qui m'ont été donnés par le confrère Désormeaux, — et par la mère de la Victime.)

Onzième Fait. — Le dimanche, 13 septembre 1846, François-Eugène FERCOT, âgé de sept ans et neuf mois, de Saint-Sauveur, canton et arrondissement de Compiègne (Oise), se trouvait, l'après-midi, dans la maison de l'un de ses voisins. Un chien de chasse y étant entré, la maîtresse du logis dit à l'*Enfant* de faire sortir cette bête. Aussitôt, celui-ci voulut accouer sous sa blouse l'animal, qui le mordit légèrement à la joue droite, tout près de la commissure des lèvres. Les petites plaies saignèrent peu et ressemblaient à quelques *égratignures*..... Dans la soirée de ce

jour, ou le lendemain 14, ce chien fut tué *comme enragé* par
un Berger de la commune de Lacroix (près Compiègne).

(Le chien de chasse, dont il est ici question, appartenait à
M. Meignen, cultivateur à Huleux, commune de Néry, canton de
Crépy, arrondissement de Senlis (Oise). Un mois auparavant, le
jeudi, 13 août, cet animal s'était battu, pendant une ou deux
minutes au plus, avec l'un des chiens du nommé Devaux, berger à la ferme de Feux, commune de Néry. Quatre ou cinq jours
après ce combat, le chien de berger quitta son maître et, depuis
cette époque, on l'a perdu de vue complètement..... Il n'en
fallut pas davantage pour réveiller incontinent les *Idées de rage*,
dans nos contrées. — Cependant, le 13 septembre, jour de l'accident, le chien de chasse de M. Meignen se portait toujours très-
bien. La veille et l'avant-veille, à la chasse, il fit encore brave-
ment son devoir. Du reste, son maître n'avait découvert sur lui
aucune trace de blessure.)

Le vendredi, 18 septembre (cinquième jour de la morsure !),
les plaies de François-Eugène *Fercot* furent cautérisées, avec la
pierre infernale, par le médecin de Béthisy-Saint-Pierre. — Cet
Enfant, d'une constitution assez frêle, était *vif, impatient* et,
conséquemment, *très-nerveux*. Il avait les cheveux d'un blond
prononcé.

Les plaies se guérirent sans peine, et le petit blessé continua,
suivant son habitude, à fréquenter l'école. Ses camarades l'appelaient souvent — « *l'Enragé!* » — mais il avait l'air de n'y pas
faire attention.

Au commencement d'octobre, la femme Fercot remarqua, chez
son *Enfant*, des signes d'impatience inaccoutumés. Le jeudi, 8
(vingt-cinquième jour de la morsure), *François-Eugène* se coucha
sans vouloir manger ; *la nuit fut très-mauvaise*..... Enfin, le premier accès de rage confirmée éclata ; il finit vers huit heures du
matin. Le second eut lieu, à une heure de relevée. — Chacun
de ces accès fut précédé d'une salive mousseuse assez abondante.
Pendant leur durée, on tint l'*Enfant* de force sur un lit. — Il n'y
eut, du reste, ni vomissements, ni hurlements, ni envies de
mordre.

Le *mal de gorge*, la *suffocation* et l'*étranglement* furent des plus
intenses. *L'horreur des boissons était très-prononcée;* maintes fois,
le petit malade demanda à boire; mais à peine avait-il approché
le verre de ses lèvres, qu'il le repoussait avec vivacité; un grain
de raisin, écrasé sur sa langue, détermina de nouvelles convul-
sions. Il n'a pu prendre, en présence des assistants, que des

miettes de sucre et deux ou trois bouchées de pain, trempées dans du vin ; encore fut-ce par force et avec beaucoup de difficulté, qu'il les poussa dans sa bouche ; — on croit qu'il les a avalées. — Dans l'intervalle de ces deux accès, il fut impossible au *Patient* de rester en place : voulant partir pour l'école, il priait sa mère de lui donner son panier, ses livres et son mouchoir ; dès qu'il avait ces objets, il les jetait, — puis les redemandait presque aussitôt. — Tout ce qui passait dans la rue, lui causait de l'*effroi*. Quand on ouvrait la porte, il allait et venait, dans la chambre, au milieu des personnes présentes. Était-il en butte à la moindre *peur*, sur-le-champ il cherchait à se cacher.

François-Eugène *Fercot* fut soigné avec douceur. Il mourut, ce même jour, vendredi, 9 octobre, à quatre heures de l'après-midi. — Les prescriptions médicales échouèrent de la manière la plus complète. — (Rédigé d'après les renseignements qui m'ont été fournis par M. Meignen, d'Huleux, — et par M. Bontemps, curé de Saint-Sauveur. Cet ecclésiastique a été témoin oculaire de l'affreuse maladie de l'enfant *Fercot*.)

Douzième Fait. — LÉPINE (Auguste-Alfred), âgé de 30 ans, demeurant à Troussencourt, canton de Breteuil (Oise), garde-bois de M. de Laval-Montmorency. Cet homme, d'un Tempérament *hémato-nerveux*, était vif, gai et doué d'une imagination facilement exaltable.

Le samedi, 22 juin 1850, dans la matinée, le nommé Cavel, marchand de chevaux à Troussencourt, rencontre un fort beau chien d'arrêt qui le suit sans peine. Vers midi, *Lépine*, en passant, aperçoit ce chien sur la porte de Cavel, qui lui raconte sa trouvaille. Le garde, grand amateur de chiens de chasse, s'approche de l'animal et lui prodigue des caresses, qui sont fort bien reçues. A dix heures du soir, il vient revoir le chien que l'on avait mis à l'attache ; puis, il lui fait *certains attouchements*, infaillibles, à son sens, pour gagner l'affection de cette bête, à lui promise par Cavel ; — c'est alors qu'il fut mordu assez profondément au poignet droit.

Aussitôt *Lépine*, à plusieurs reprises, étanche avec sa langue le sang fourni par la blessure ; de retour à son domicile, il la lave avec de l'eau et du sel..... (Dans la suite, cet homme fut excessivement tourmenté d'avoir ainsi sucé sa plaie.)

Le lendemain, 23, dans la matinée, le chien que l'on tenait toujours attaché, se démène très-fort ; il cherche à briser ses entraves et refuse la nourriture qu'on lui présente. — Cavel, voyant cela, déclare, de son chef, le chien *hydrophobe* et *le tue*..... Il doutait si peu de sa science, qu'il ne songe pas même à faire confirmer par un vétérinaire son fatal diagnotisc.

Ce même jour, à deux heures de l'après-midi, le pauvre *Lépine*, horriblement tourmenté, part pour le Gallet ou le Saulchois-Gallet, canton de Crèvecœur. Là se trouve, comme dans bien d'autres endroits, un prétendu Guérisseur, possédant un *Remède anti-rabique*. Ce guérisseur donne au garde de l'eau blanchâtre pour le pansement de sa plaie. Il l'assure nécessairement que ce liquide jouit de vertus sûrement préservatrices. — La plaie ne fut point cautérisée et marcha assez rapidement vers la cicatrisation. Au bout de deux semaines, elle ne présentait plus qu'une légère trace rougeâtre.

L'état satisfaisant de la blessure n'arrête point *la Tourmente encéphalique* qui va *crescendo*, de jour en jour. La santé de *Lépine* se dérange notablement ; son appétit se perd ; ses nuits deviennent mauvaises et très-agitées ; ou bien des rêves effrayants surviennent sans cesse, pendant le sommeil. — Plus de quinze jours avant la manifestation de l'hydrophobie, *Lépine*, jadis si gai , est d'une tristesse remarquée par tous. Il ne sort plus que pour sa besogne et cesse de voir les personnes dont il faisait sa société habituelle. Plusieurs fois, on le surprend assis dans un endroit écarté, la face inclinée vers le sol : il est manifestement en butte aux plus sinistres préoccupations.

Bientôt, il s'impatiente de tout ; il ne peut même plus parcourir les bois confiés à sa garde, — sans être accompagné d'un ami.

Les 18, 19 et 20 du mois d'août, l'agitation est déjà telle, qu'il est impossible à *Lépine* de rester en place. — *Dans la nuit* du 20 au 21, la TERREUR parvient à son apogée. Alors, l'hydrophobie éclate avec tous ses symptômes effrayants : étouffements, — strangulation, — congestions de la face, suivies de plaintes déchirantes, — impossibilité de boire, — anxiétés causées par la vivacité de la lumière et par l'agitation de l'air ambiant. Le lendemain, aggravation des symptômes rabiques.

Dans la nuit du jeudi au vendredi (22 et 23), *Lépine* dit à la mère de sa femme qu'il est atteint d'un mal dont il ne guérira pas. — Le 23, au matin, il survint un accès tellement violent, qu'il porta l'effroi chez tous les assistants; plusieurs se sauvèrent. L'accès terminé, *Lépine* engage le curé à s'asseoir à côté de lui, et l'assure qu'il n'a rien à craindre.

Cet ecclésiastique a passé plusieurs heures auprès du malade: — il a remarqué que sa conversation lui faisait du bien; cependant l'agitation augmentait toujours ; la défiance était extrême ; placé dans un angle de son appartement, *Lépine* avait les yeux constamment fixés sur la porte d'entrée.....

N'est-il pas évident que ce malheureux, recouvrant toute son intelligence dans l'intervalle des accès, craignait d'être maltraité, et qu'il se rappelait, sans nul doute, les barbaries exercées, maintes fois, sur des sujets atteints de la même affection?....

Le 23, vers une heure de l'après-midi, quatre heures à peine avant sa mort, *Lépine* avoue avec horreur à sa femme qu'il est *enragé*; après cela, il se sauve dans son jardin, puis dans les champs voisins. Rentré chez lui, il se laisse facilement garrotter sur son lit. Une fois en cet état, il se lamente sur sa funeste position, et supplie instamment l'assistance de ne pas lui faire de mal.

Quelques instants avant l'agonie, le patient a pu boire du lait, à plusieurs reprises; il a mangé aussi de l'ail. — Il croyait, avec le vulgaire, que ces deux substances étaient seules capables d'amener sa guérison.

Le vendredi, 23 août — (61e jour de la morsure), — à cinq heures de relevée, la mort mettait un terme aux atroces souffrances de l'infortuné *Lépine*.

Cet homme a été soigné par M. Lefèvre, officier de santé à Breteuil, et par M. Blanpain, pharmacien au même endroit. Quelle médication ont-ils employée? je l'ignore.

Le chien d'un peigneur de laines, voisin de Cavel, s'est battu, le samedi, 22 juin, avec l'animal qui mordit *Lépine*. Ce chien a été mis à l'attache, pendant neuf jours, par précaution; aujourd'hui, il continue à se porter parfaitement bien.

(Ce Fait a été recueilli, le 4 octobre 1850, au presbytère de Troussencourt. Tous les renseignements m'ont été fournis par la veuve de la Victime, par M. Lefèvre, curé, et par le marchand de chevaux Cavel, — en présence de deux parentes du desservant et d'un habitant de Breteuil.)

CONCLUSION.

Ces *douze Observations rabiennes*, d'une irréfragable authenticité, ne démontrent-elles pas, de la manière la plus péremptoire, que le *prétendu virus lyssique* est seulement funeste aux *Adultes bilieux*, *mélancoliques* ou *nerveux* ; — aux *Jeunes gens* — et à *certains Enfants*, âgés de 5 à 15 ans ; les uns et les autres, vifs et spirituels, crédules et timides, et, partant, *très-nerveux ?* — Est-ce que les Virus connus, *matériellement prouvés*, ont besoin d'une *Organisation spéciale*, pour manifester leurs effets constants ?..... Cherchez, cherchez bien et, dans l'Univers entier, vous ne trouverez pas un seul individu que ne toxicose le Venin de la Vipère, inoculé par la morsure de ce reptile.

Dans le Siècle présent, deux Ouvrages ont paru, méritant, entre tous, une attention approfondie. L'un est la Brochure du docteur Louis Champion, de Bar-le-Duc, intitulée : « *Relation historique et médicale* des accidents » causés par un loup *enragé*, » — c'est-à-dire, *présumé tel*) — « dans la ville de Bar–sur–Ornain ; présentée et lue » à l'Institut de France, le 6 septembre 1813. » —L'autre, portant la date de 1820, est la *Monographie* qui a pour titre : « *Nouveau Traité de la Rage*, Observations cliniques, » Recherches d'anatomie pathologique et Doctrine de cette » maladie ; par le Professeur Trolliet, de Lyon. »

Eh bien ! *les Observations, contenues dans ces deux Ouvrages, viennent encore à l'appui de ma manière de voir.* Plus tard, je me fais fort de le prouver sans réplique possible..... Et pourtant, les docteurs Champion et Trolliet s'y proclament très–chauds Partisans du Virus rabifère.

J'en pourrais dire autant de beaucoup d'autres Faits, qui tous corroborent également mon Opinion. Mais, afin d'être plus bref, j'indiquerai seulement leurs Auteurs, qui sont : dans le xviie Siècle, Ferrari, — Bertholin, — Musitan, — Paullini, — Malpighi, — les *Éphémérides germa-*

niques, — Muralto — et Ravelly ; — — dans le xviiie Siècle, Scaramucci, — Cocchi, — Sauvages, — Raymond, — Spindler, — Pinchenier, — Lavirotte, — Trécourt, — Cavallini, — Lecat, — Morgagni, — Van-Swieten, — Selig, — Pouteau, — Maret, — Hunter, — Munckley, — Guillemeau fils, — Bonafos, — Mazars de Cazelles, — Calissen, — Bloch, — Lepec-de-La-Cloture, — Paulet, — Martin de La Caze, — Oudot, — Vaughan, — Rislez, — Milhau, — Lafon, — Petit, — Andry, — Odoardi, — Le Roux, — Gallé, — Faure, — Jæger, — Gallet-Duplessis, — Portal, — Goëtz — et Henri ; — — dans le xixe Siècle, enfin, Corvisart, — Dixton, — Percy, — le *Journal général de Médecine*, — Barbantini, — le nosologiste Pinel, — Mathon, — Desgranges, — Bouchet, — Nicot, — Michu, — Wlymper, — J.-P. Frank, — le docteur Sandras, en 1837, — le docteur Bouillod, en 1839, — le docteur Jouffroy, en 1840, — le docteur Achille Chereau, en 1844, — l'interne Sauvet, en 1845, — et le journal *La Liberté*, de Lille, du 27 juin 1850 (7).

CONCLUSION

(*d'Août 1852*).

Et le docteur VANEL, de Livron (Drôme), — et l'enfant JOLLY, du Plessis-Chamant, près Senlis, — et Madame GAUGAND, marchande de meubles, rue Jacob, 1, à Paris, — et la FEMME du Brigadier de gendarmerie, de Passy-Seine, — et Madame DUTILLEUL, d'Étoges (Marne), — et toutes les VICTIMES (8), si nombreuses de cette année, — quel était leur *Tempérament ?* NERVEUX ou BILIEUX, avec *Constitution irritable* et *Imagination, plus ou moins exaltable.*

J'en suis aussi sûr que de mon existence actuelle. Et pourtant, je n'ai jamais ni vu, ni connu aucune de ces Personnes. Nul renseignement local ne m'est parvenu sur elles. Mais c'est UN FAIT CONSTANT, qui se produit *toujours le même*, depuis dix-huit Siècles passés.

Donc, le virus lyssique est une CHIMÈRE-MODÈLE.

Donc, la TERREUR est, chez les Humains *prédisposés*, l'unique et véritable *Cause* de l'Affection rabienne, — « l'Opprobre etc. »

Puissent nos Corps savants se décider bien vite à proclamer très-haut CES DEUX AXIOMES !!!... Alors, la Rage Humaine sera anéantie à tout jamais (« *sublatâ causâ*, *toltetur effectus* »).

Dr BELLENGER,

Domicilié à Senlis (Oise), pendant vingt années ; —
(présentement, à Bar-le-Duc).

Août 1852.

NOTES.

(1) Il florissait à Rome, dans les seize premières années de l'Ère chrétienne.

(2) Édition-Malgaigne ; tom. III, page 310 ; 1841, Paris.

(3) Gastellier, dont l'article renferme d'excellentes choses, se trouve avoir ici un tort immense, c'est de ne pas démontrer victorieusement que *l'Origine* de cette affection « se perd dans les ténèbres, etc. »

(4) Voir le dernier paragraphe de la 2e Lettre, page 30.

(5) M. F.-A. Germann est aujourd'hui colonel d'infanterie. Il a été mordu la veille, ou l'avant-veille du voyage à Chantilly, et s'est fait cautériser, le jour même, m'a-t-on assuré..... Mais ce jour-là, l'épagneul n'était pas plus enragé que le 15. — Est-ce qu'un chien, *véritablement hydrophobe*, parcoure *un trajet de deux lieues*, au grand air, sur les genoux de quelqu'un, sans chercher à se sauver ?....

(6) Cette *Enfant*, née à Senlis, a passé ses sept premières années dans cette ville.

(7) Voir la *deuxième Lettre*, page 5, 2e paragraphe, et la 1re annonce page 31.

(8) Chez tous, le premier accès d'hydrophobie a éclaté, *la nuit* ou le matin, après plusieurs heures d'agitation de plus en plus violente.

A Monsieur le Professeur DUMAS, *Ministre de l'Agriculture*
et du Commerce.

Monsieur le Ministre,

J'ai l'honneur de vous adresser le *Mémoire* que je vous ai promis, le jeudi, 8 du présent.

Ce Mémoire est le résumé très-succinct de mes Notes si volumineuses. Celles-ci m'ont paru surtout fixer votre attention.

Je l'ai intitulé :

Nouvelles Recherches etc.

Avant de faire examiner ce Mémoire par le *Comité d'hygiène* dont vous m'avez parlé, — je ne vous demande qu'une seule chose, M. le Ministre, — c'est de *le lire vous-même en entier*.

Vous aurez la bonté, je l'espère, de me faire connaître, le plus tôt possible, *la Décision*, quelle qu'elle soit, du Comité d'hygiène.

(Venait ensuite le *Mémoire* n° 1 (*Première Lettre*), commençant par ces mots : — Laissant de côté l'*Hydrophobie*, etc ; et finissant par ceux-ci : — le journal *la Liberté*, de Lille, du 27 juin 1850).

Je m'arrête ici, **M.** le Ministre. C'en est assez pour vous convaincre de l'immense importance de mon Sujet. Je vous dirai donc, en terminant :

Venez à mon aide, M. le Ministre, et nous parviendrons à faire rayer l'*Hydrophobie* de nos cadres nosologiques.

Vous n'hésiterez pas à m'accorder votre appui, j'en suis persuadé. — En effet, quel est le but de mes longues *Recherches*, des nouvelles *Expériences* publiques, par moi proposées? *l'anéantissement* de la plus affreuse des Affections humaines, — d'une Affection capable de faire perdre la tête à plusieurs milliers de personnes..... N'est-ce pas ce qu'on a vu à Noyon, en 1814 (4me Observation)? —

A dessein, je passe sous silence les *absurdes Moyens*, si nombreux, préconisés dans le Traitement de cette maladie. C'est ce monstrueux arsenal qui a arraché à Gastellier son exclamation de 1814, si peu flatteuse pour la Médecine.

Agréez, etc.

Senlis, 13 août 1850.

PROPHYLAXIE OU PRÉSERVATION RATIONNELLE de la Rage humaine, Mémoire adressé à M. le Professeur *Dumas*, alors Ministre, le 23 août 1850 (c'est la DEUXIÈME LETTRE).

La TROISIÈME LETTRE (Mémoire n° 3), dont la *Division* est connue, se termine ainsi :

A Monsieur le Professeur DUMAS, *Ministre, etc.*

Monsieur le Ministre,

Aujourd'hui, vous avez en main *toutes les Pièces du Procès en litige*, depuis si long-temps. — A vous de prononcer le Jugement.

Pour moi, fort de l'*Opinion* des deux Professeurs précités (A. Bérard et C. Denonvilliers dans leur *Compendium de Chirurgie pratique*, tome I, page 459, 2e colonne; page 9 de cette Lettre, 1er paragraphe), et de tant d'autres Médecins célèbres, je demande que de NOUVELLES EXPÉ-

RIENCES PUBLIQUES soient faites au plus tôt, dans l'Intérêt universel et pour l'Honneur de notre Profession.

En conséquence, je réclame de notre Gouvernement cette noble Mission, ayant pour but l'*anéantissement de la Rage humaine*, — « la plus affreuse des Maladies et l'OPPROBRE etc.»

Agréez, etc.

Senlis, 30 août 1850.

Au même Professeur-Ministre.

Monsieur le Ministre ,

Encore *un cas affreux d'Hydrophobie*, dans notre département. Ce Fait a été publié, le mois dernier, d'une manière inexacte, par plusieurs journaux de l'Oise.

Pour moi, vous le savez, j'ai l'habitude, en pareille occurrence, de ne m'en rapporter qu'aux témoins oculaires. Je me suis donc transporté sur les lieux mêmes, malgré leur éloignement de ma résidence. — Je m'empresse de vous transmettre cette Observation, telle que je l'ai recueillie :

LÉPINE (Auguste-Alfred), âgé de 30 ans, etc., (12ᵉ Obs.).

M. le Ministre, cette Observation, si récente, ne vient-elle pas encore complètement à l'appui de mon *Opinion*, qui vous est bien connue?

Que devrait donc faire le Gouvernement pour éviter, à l'avenir, de semblables *Malheurs ?* ordonner aux Préfets de lui signaler de suite les accidents de ce genre ; leur ordonner, en outre, d'empêcher le premier Ignare venu de tuer, *comme enragé*, tout chien inconnu, qui aurait mordu une ou plusieurs personnes.

Ces mesures, si simples et d'une application si facile, permettraient de recourir à *mon Nouveau Traitement préservatif* (Prophylaxie rationnelle) *de la Rage humaine.* — Plusieurs Faits, des plus probants et portés à votre connaissance, ne le rendent-ils pas infiniment supérieur à tout ce qui s'est prescrit jusqu'à présent ?

Je demande donc, Monsieur le Ministre, que vous m'autorisiez à publier, sous vos auspices, *les divers Mémoires* que j'ai eu l'honneur de vous adresser, les 13, 23 et 30 août dernier. Cette Publicité est le seul moyen d'arriver sûrement à la réalisation de vos remarquables Paroles du 8 du même mois : — « Il faut enfin que TOUTE INCERTITUDE cesse sur cette grave matière. »

Dans la *Question rabienne*, votre compétence est indubitable. Or, hâtez-vous, je vous en supplie instamment, d'agréer ma demande, et pour l'Honneur de notre Profession, et dans l'Intérêt de l'Humanité tout entière.

Veuillez agréer, etc.

Senlis, 15 octobre 1850.

BAR-LE-DUC. — Typographie LAGUERRE, rue Rousseau, 18.

Treizième Fait. — Quatre jours après la mort du docteur Vanel, — le 15 avril 1852, dans la matinée, l'Enfant JOLLY, âgé de 8 ans moins deux mois, et son Frère, âgé de 16 à 18 ans, furent, — non pas mordus, — mais seulement *pincés, serrés, pressés* par le petit chien de leur maison, — en jouant avec lui.

Chez les deux Frères, *l'épiderme n'a pas été entamé.* — L'Enfant, *pincé* à l'indicateur de la main droite, ne se rappelait plus, le soir, au retour de l'école, à quel endroit était son bobo, ou pinçon.

La nuit, le petit chien, suivant l'ordinaire, dormit au milieu des trois enfants Jolly et sous la même couverture. Le lendemain, il mangea sept à huit morceaux de pain, *dans la main de sa maîtresse.....* Ce même jour, on le tua, *dans la crainte d'une mauvaise maladie.* On n'avait réclamé l'avis d'aucun vétérinaire. — (Relisez les pages 10 et 11 de la deuxième Lettre.) —

Le petit chien était-il enragé? évidemment non..... Mais, quand bien même il l'aurait été, il n'y avait rien à craindre, comme l'a judicieusement observé le Médecin de la Famille, — « grâce à l'action peu absorbante de la peau non dénudée. »

L'enfant *Jolly* était aimable, gai, hardi, impressionnable, et, partant, *trés-nerveux.* — Au bout de 53 jours, le 7 juin suivant, il mourait de la Rage *sans hydrophobie.* C'est l'absence de ce symptôme, si fréquent, qui a causé la longue durée de la maladie (52 heures).

RÉFLEXIONS. — A-t-on parlé de la Rage et de ses suites devant l'enfant *Jolly,* — lui en a-t-on raconté des histoires? — Ses camarades lui ont-ils fait peur et l'ont-ils appelé plusieurs fois « *l'Enragé?* » sans nul doute; car ce pauvre *Enfant,* pour échapper aux traitements barbares dont on l'avait entretenu, « a dit, pendant sa maladie, qu'il n'était pas *enragé.....* »

Du reste, Chamant, (comme Senlis et Villers-Saint-Frambourg), est une de nos communes où la Rage inspire le plus de *Frayeur,* — à cause de la catastrophe du 27 janvier 1780, transmise avec soin de génération en génération. (*Premier Fait,* page 12).

Depuis le 17 avril jusqu'au 4 juin, l'enfant *Jolly* n'a-t-il pas eu souvent des inégalités de caractère, des moments de tristesse et d'abattement, des nuits agitées, des rêves effrayants? — Le 4 au soir et dans la nuit, l'agitation n'a-t-elle pas toujours été en augmentant?..... C'est incontestable, n'est-ce pas?

Donc, l'enfant *Jolly,* — comme tous les autres, — a été victimé par la TERREUR, parvenue à son apogée, le 51e jour, et déterminant le premier accès rabique, le samedi, 5 juin, *à cinq heures du matin.* — (Rédigé avec les renseignements qui m'ont été fournis, les 2, 3 et 6 septembre 1852, par le docteur J. Leclercq, par le Maire Pelbois, et par le vétérinaire P. Cagny.)

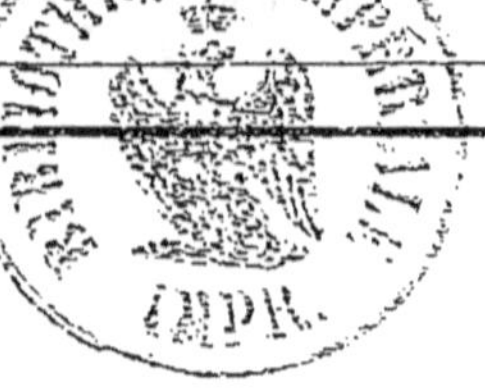